DISSERTATION
SUR
LES DÉPÔTS
DU
SINUS MAXILLAIRE,

Par M. BOURDET, *Dentiste du Roi, Chirurgien ordinaire Opérateur de Sa Majesté, &c.*

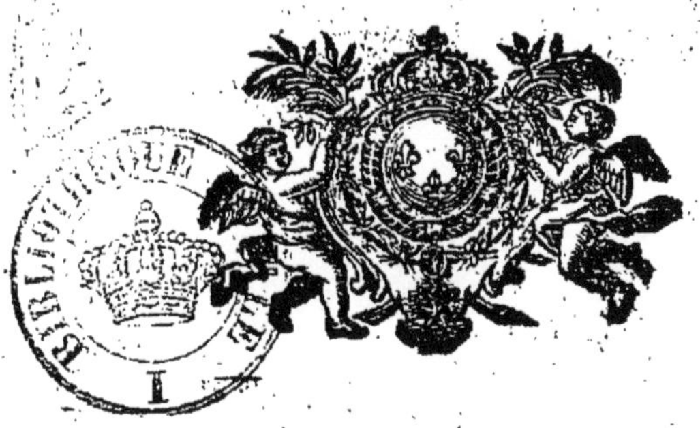

A PARIS,
De l'Imprimerie de JEAN-TH. HERISSANT,
Imprimeur du Cabinet du Roi.

M. DCC. LXIV.
Avec Approbation & Permission.

DISSERTATION

SUR

LES DÉPÔTS DU SINUS MAXILLAIRE.

TOUT l'effet des Dents gâtées ou cariées, ne se borne pas à produire des fluxions douloureuses à l'une & à l'autre mâchoire; celles de la mâchoire supérieure, lors qu'en cet état on néglige de les faire ôter, occasionnent encore quelquefois dans le Sinus maxillaire un dépôt formé par la seule rétention du *Mucus*. La cloison qui sépare l'alvéole de ce Sinus, n'est pas un rempart suffisant pour empêcher la Dent viciée de communiquer & de causer des désordres plus ou moins considérables, selon le plus ou moins de séjour qu'on a laissé faire à la Dent gâtée, & qui souvent même subsistent après l'extraction de la Dent, lorsqu'on n'a pas soin d'y remédier, soit en conservant l'issue libre à cette humeur, jusqu'à ce que le Sinus se soit rétabli, soit en attaquant autrement l'intérieur du Sinus.

Ces dépôts sont causés ordinairement par la petite Molaire supérieure, & quelquefois par les grosses Molaires, mais rarement par les Canines. Pour en sentir la raison, il ne faut que considérer le méchanisme ou le tissu du Sinus, & la position des Dents qui répondent à cette partie.

Lorsqu'on laisse subsister la Dent cariée avec ses racines, elle peut altérer insensiblement, & par succession de tems, la membrane qui tapisse l'alvéole, l'alvéole même & la membrane de *Schneider*, ou le réseau pituitaire du Sinus sous lequel est placée la Dent. Cette membrane qui est spongieuse se gonfle aisément, & bouche par conséquent la petite ouverture du Sinus, par laquelle, lorsqu'on est couché, l'humeur que filtrent les glandes dont cette partie est garnie, tombe dans le nez; ensorte que cette humeur n'ayant plus d'issue, s'amasse dans le Sinus, y séjourne, y forme une espece de lac, relâche la membrane (qui se détache peu à peu, ainsi que le Périoste, du parois de ce même Sinus), enfin occaſionne à la joue une tenſion & une inflammation plus ou moins douloureuſes. La chaleur, l'agitation & la fiévre, ſurviennent bientôt au Malade, & tous ces accidens ſont pris d'ordinaire pour l'effet d'une ſimple fluxion.

Le *Mucus*, filtré par la membrane pituitaire, ne peut ſéjourner un certain tems dans cette partie, ſans s'altérer & cauſer quelque déſordre, comme font les larmes & l'urine, lorſque les excrémens ſont retenus long-tems dans leurs réſervoirs. L'altération de cette humeur muqueuſe ſe décéle par l'odeur fœtide qu'elle rend, lorſqu'après l'extraction d'une Dent gâtée, elle vient à ſortir.

Cette humeur, par ſon ſeul ſéjour, ou par ſa mauvaiſe qualité, amollit le Sinus & principalement la partie qui eſt du côté de la joue; elle la diſtend même par ſon affluence, au point de former une tumeur d'un volume plus ou moins conſidérable. Le Périoſte ſe ſépare auſſi des parois du Sinus dans plus ou moins d'étendue, où l'os alors ſe trouve à nud.

On voit par cette expoſition, combien de déſordres une auſſi petite cauſe qu'une Dent cariée, eſt capable de produire; mais à quelque degré qu'ils ſoient parvenus, ils peuvent être au moins bientôt réparés par le secours de l'Art seul, pourvu qu'il n'y ait point dans le sang quelque vice inconnu que l'on ne puisse détruire.

Cependant, toute légere qu'est la cause du mal, pour pouvoir en arrêter les progrès & guérir les parties affectées, il faut, comme dans toutes les maladies, commencer par ôter la cause locale, & détruire le vice intérieur, s'il s'en trouve, avant que de réparer le désordre que la premiere cause a produit.

Quand la membrane pituitaire n'est que légérement altérée, & que le mal, encore récent, n'a pas fait beaucoup de progrès, il suffit d'ôter la Dent gâtée, & de faire exactement sortir, par le trou de l'alvéole, l'humeur qui a séjourné dans le Sinus. Si l'ouverture de l'alvéole ne se trouve pas assez grande après l'extraction de la Dent, il faut achever de rompre la cloison qui sépare l'alvéole du Sinus, afin de donner à l'humeur une issue libre.

L'humeur, par ce moyen, ne séjournant plus, les parois osseux du Sinus & la membrane pituitaire reprendront bientôt leur ressort, & les fonctions de cet organe se rétabliront promptement.

Lorsque l'humeur épanchée a par son

séjour amolli & même commencé d'amincir les parois du Sinus qui répondent à la fosse Maxillaire ; cette fosse est dilatée, poussée en dehors, & forme une tumeur à la joue, près du nez. Cette tumeur est circonscrite ou isolée dans son contour ; elle s'affaisse un peu quand on la presse avec le doigt, mais par son ressort elle reprend aussi-tôt sa forme, en faisant un petit craquement que je ne puis mieux comparer qu'au bruit que font ces tabatiéres élastiques de corne ou d'écaille, sur lesquelles on appuye le doigt.

C'est alors qu'après l'extraction de la Dent, quoiqu'il sorte beaucoup d'humeur par cette seule opération, il faut encore presser la tumeur de la joue pour vuider entiérement le Sinus. L'humeur qui en sort est d'ordinaire séreuse ; mais quand elle a trop séjourné, elle est fœtide, & mêlée de parties grasses ou huileuses.

Comme le mal n'est point invétéré, le Sinus revient bientôt dans son état naturel ; la membrane pituitaire continue de faire ses fonctions, l'humeur muqueuse reprend son cours, & l'os sa consistance. M. *Fauchard* en rapporte un exemple, & j'en pourrois, au besoin, donner un grand nombre.

Plus les malades different à appeller du secours, plus l'humeur qui s'amasse abondamment dans le Sinus maxillaire, altére par son séjour & distend ce Sinus; alors l'extraction de la Dent & la compression momentanée de la tumeur ne suffisent point pour la guérison du mal; il faut avoir recours à d'autres moyens, comme on le verra par les Observations qui suivent.

OBSERVATION I.

Je fus mandé pour voir le fils de M. D*** Avocat au Parlement, enfant âgé d'environ 12 ans, qui avoit une fluxion considérable à la joue. Je trouvai la petite Dent molaire cariée, & une tumeur à l'endroit de la fosse maxillaire qui répondoit à la Dent. Je décidai d'abord qu'il falloit ôter cette petite molaire; mais j'eus à combattre le préjugé du Pere de l'enfant, qui croyoit que l'on n'ôtoit point de Dents pendant une fluxion. Cependant comme j'avois sa confiance, il se rendit à mes raisons. J'ôtai donc la Dent gâtée; & par le trou que ſa racine occupoit, il ſortit beaucoup d'humeur ſéreuſe, parceque la cloiſon qui ſépare l'alvéole du Sinus étoit détruite. J'appuyai ſur la tumeur de la joue, & il ſortit encore beaucoup de la même humeur par l'alvéole. Quand tout fut bien évacué, la tumeur diſparut. Je ſondai le Sinus; je ne trouvai point les parois de l'os découverts, & j'abandonnai la ſuite de la guériſon à la nature. Je ne fus pas long-tems à m'appercevoir que j'avois fait une faute: le trou de l'alvéole fut en peu de jours bouché, comme c'eſt l'ordinaire, & la tumeur de la joue revint; ce qui ne feroit pas arrivé, ſi j'avois fait une compreſſion ſur cette tumeur, afin d'empêcher la matiére de ſéjourner dans le Sinus, & de l'obliger à prendre ſon cours par le trou de l'alvéole. Je réparai cette faute, en ouvrant le Sinus maxillaire en dedans de la bouche au haut de la gencive, comme étant la partie la plus déclive. Je n'eus pas de peine à y faire entrer le biſtouri, parceque le parois du Sinus y faiſoit une ſaillie, & qu'il étoit mince & ramolli. Je mis dans l'ouverture, une petite tente, pour empêcher qu'elle ne ſe fermât; j'appliquai en même tems ſur la joue & ſur la tumeur, des compreſſes & un bandage. Le lendemain j'ôtai la tente ; je la renouvellai pendant plusieurs jours, & chaque fois je faisois sortir l'humeur qui s'y étoit amassée. Quand le Sinus eut repris sa forme & son état naturel, & que la tumeur fut entiérement affaissée, je supprimai la tente ; mais je recommandai de continuer la compression sur la joue, pour empêcher que le *Mucus*, dont ce Sinus est arrosé, ne s'y amassât trop abondamment & n'en écartât de nouveau les parois. On négligea de faire cette compression, & il reparut une petite tumeur qui dura pendant plus de six semaines, mais qui se dissipa peu à peu par l'application d'un bandage qu'on mettoit pendant la nuit au Malade.

J'ay eu plus d'une occasion de voir des cas semblables à celui-là, & d'essayer différens moyens, sans réussir comme je je le desirois. Je sentois bien la nécessité d'entretenir, pendant quelque tems, l'ouverture du Sinus par l'alvéole de la Dent arrachée ; mais pour cela, je me contentois de mettre une tente, ou une éponge, & de faire sur la tumeur une compression légère & momentanée, dans la vûe de faire sortir l'humeur, retenue dans l'intervalle d'un pansement à l'autre. Aussi me falloit-il bien du tems pour obtenir la guérison de mes Malades, & quelquefois même ces moyens ne pouvoient pas me la procurer. Après avoir bien réfléchi sur ce qui pouvoit en être la cause, je crus devoir l'attribuer ou à l'ancienneté du Dépôt, ou au séjour que l'humeur faisoit dans le Sinus depuis un pansement jusqu'à l'autre. Pour empêcher ce séjour, je pris le parti de mettre, au lieu d'une tente, une Canule, par le moyen de laquelle l'humeur pût couler continuellement, & de faire sur la tumeur une compression assez forte, sans être incommode, & à demeure, pour empêcher l'humeur muqueuse de séjourner dans la portion du Sinus qui se trouvoit dilatée, & d'y contracter, par le séjour, une mauvaise odeur, ou une mauvaise qualité. Ces deux moyens me réussirent à faire évacuer toute l'humeur à mesure qu'elle tomboit dans le Sinus.

La Canule, sans compression, ne suffiroit pas, parcequ'il resteroit de l'humeur dans le sac formé par le parois du Sinus; la compression sans Canule n'opéreroit point la guérison, parceque l'ouverture de l'alvéole seroit bientôt refermée, & que malgré cette compression, il s'amasseroit promptement de l'humeur dans le même sac. Mais par la réunion de ces deux moyens que j'employe, je guéris, en assez peu de tems, tous les dépôts de cette espèce.

La Canule dont je me sers est représentée dans mes *Recherches sur l'Art du Dentiste*, à la Planche IX. Fig. 9. Elle est assez longue pour entrer dans le Sinus, & y rester. On l'attache des deux côtés aux Dents voisines par le moyen de deux petites avances assez minces qui se renversent & s'appliquent sur les Dents. Une seule Dent même suffit pour assujettir cette Canule, au moyen d'un fil qui s'engage dans le trou de l'une ou des deux avances. On la laisse dix ou douze jours, & les parties osseuses ont bientôt repris leur ressort. Cependant après que la Canule est entiérement supprimée, il faut continuer pendant quelques jours à comprimer encore la joue. Je ne rapporterai qu'un seul exemple, pour prouver le bon effet des deux moyens dont je viens de faire le détail.

OBSERVATION II.

Au mois d'Août 1751. un Ouvrier, demeurant rue Phelippeaux, chez un Coutelier, vint chez moi pour se faire ôter une premiere petite Molaire de la mâchoire supérieure. Cette Dent qui étoit fort gâtée, lui avoit causé, six mois auparavant, une violente fluxion, & il lui étoit resté, à côté du nez, une tumeur formée par le *Mucus*, amassé dans le Sinus maxillaire. Le Dépôt, augmentant de jour en jour, défiguroit considérablement le Malade. Je lui ôtai d'abord la Dent ; j'introduisis dans le Sinus une sonde, avec laquelle j'en parcourus toute l'étendue, sans trouver les os maxillaires à découvert, mais amollis du côté de la joue ; & après en avoir fait sortir une grande quantité de matiére séreuse qui y étoit renfermée, j'y fis entrer une Canule de plomb que j'attachai aux Dents voisines. Je laissai cette Canule environ quinze jours ; je fis, en même tems, sur la tumeur de la joue, avec une compresse assujettie par un bandage, une compression qui empêchoit la matiére de séjourner dans le Sinus dilaté, & dont par conséquent le parois étoit un peu aminci. Quand je lui ôtai la Canule, je continuai quelques jours encore la compression sur la joue. Il fut parfaitement guéri dans l'espace de quinze à vingt jours, & la tumeur du visage ne reparut pas davantage.

On peut se passer de Canule, en faisant une ouverture assez grande, c'est-àdire, après avoir ôté la Dent, en emportant la gencive & l'alvéole jusque dans le Sinus. L'humeur muqueuse, par ce moyen, a son cours libre, & l'on n'a point à craindre que le Sinus se ferme avant sa guérison, comme on le verra par l'Observation suivante.

OBSERVATION III.

Dans le voyage que le Roi fit à Fontainebleau en 1761, je vis chez M. *Andouillé*, premier Chirurgien en survivance, une femme, qui étoit venue le consulter. Il y avoit trois ou quatre années qu'en voulant lui ôter la premiere petite Molaire qui étoit gâtée, on lui avoit cassé cette Dent. Elle avoit à la joue, du côté de la racine qui étoit restée, une tumeur qu'elle gardoit depuis ce tems-là, & que nous reconnûmes être formée par l'amas de l'humeur muqueuse qui avoit ramolli & distendu les parois du Sinus maxillaire: car, en la comprimant, elle s'affaissoit, & dès qu'on cessoit la compression, elle reprenoit son premier état en faisant un petit craquement. Comme cette racine étoit la cause locale du mal, je commençai par l'ôter. La cloison qui sépare le fond de l'alvéole du Sinus n'étoit point détruite, & par conſéquent il n'en ſortit point d'humeur. M. *Andouillé* la détruiſit avec une ſonde; il ſortit ſur le champ beaucoup d'humeur ſéreuſe, & la tumeur fut effacée. Comme nous ne pouvions pas reſter à Fontainebleau, nous craignimes, qu'abandonnant la Malade en cet état, l'ouverture de l'alvéole ne ſe refermât trop promptement & que la tumeur ne revînt, ou qu'en y mettant une Canule, comme j'avois fait au ſujet de l'Obſervation précédente, elle ne vînt à ſe détacher trop tôt, & que la Malade ne pût pas la remettre. Nous crumes donc que n'étant point à portée de ſoigner par nous mêmes cette femme, il valloit beaucoup mieux faire au Sinus une ouverture aſſez ample, pour qu'elle ne pût être refermée avant le rétabliſſement du Sinus. Il étoit aiſé de la faire par l'endroit le plus déclive; car l'alvéole & le parois du Sinus dilaté, ſe trouvoient l'un & l'autre fort ramollis. J'introduiſis donc dans le Sinus, par l'alvéole, une branche ou une lame de ciſeaux, & je fis deux inciſions, l'une du côté de la Dent canine; l'autre du côté de la Dent molaire. Je formai par ces deux inciſions une ſorte d'*V* conſonne renverſé, dont l'angle étoit dans le Sinus. M. *Andouillé* y ayant porté le doigt tout de suite, il le trouva revêtu de son périoste & de la membrane pituitaire, mais les parois étoient ramollis. Nous recommandâmes à la Malade de se gargariser souvent la bouche avec du vin miellé, & de se presser de tems en tems la joue, pour empêcher qu'il ne s'amassât de l'humeur dans l'espece de sac que formoit le parois du Sinus de ce côté-là. Nous ne lui fimes point autre chose, & un Chirurgien de Fontainebleau qui fut chargé de voir la Malade, m'a assuré que sans autre traitement, elle fut parfaitement guérie en trois semaines. Ainsi, lorsqu'on ne peut point suivre un Malade, on peut employer ce moyen sans aucun danger.

Les dépôts du Sinus maxillaire n'ont point échappé à l'attention de plusieurs Praticiens habiles, & quelques-uns ont parlé de cette maladie sous le nom d'*Ozène*. La Collection latine des Theses de Chirurgie, publiées par M. *Haller*, contient, entr'autres matiéres curieuses, une Dissertation sur les principales maladies des Sinus frontaux & maxillaires, & sur quelques-unes de la Mâchoire inférieure.*

* *Dissertatio Medico-Chirurgica de morbis præcipuis*

J'y

J'y ai trouvé l'histoire d'une maladie que l'Auteur regarde comme une *Ozene*, & dont toutes les circonstances caractérisent parfaitement ce que nous appellons *Dépôts du Sinus maxillaire*. Comme cette histoire a beaucoup de rapport aux trois premieres Observations que j'ai déja détaillées, & que je ne veux rien omettre de tout ce qui peut contribuer à donner une connoissance exacte de la maladie dont je traite, je vais la représenter ici le plus succinctement qu'il me sera possible.

OBSERVATION IV.

En 1726. une Dame, jouissant d'ailleurs d'une bonne santé, étoit défigurée par une tumeur qui lui étoit venue à la joue, au-dessus de la Pomette. Elle avoit encore trois autres tumeurs dans la circonférence du Sinus maxillaire : l'une étoit placée dans la bouche, entre la joue & les gencives ; elle étoit de la grosseur d'un œuf de Pigeon, & tellement indolente que la peau de la joue, dont elle étoit recouverte, n'avoit point changé de couleur. Cependant les Dents molai-

Sinuum ossis frontis, & quibusdam mandibulæ inferioris. Ludolp. Henrico Runge Autore. Tome I. p. 205. N°. 9.

res & particuliérement celle qui se trouvoit sous la tumeur, avoient souvent causé de vives douleurs à cette Dame. On lui en avoit ôté quelques-unes, & celles qui restoient étoient cariées, ensorte qu'elle n'avoit, de ce côté-là, que très-peu de bonnes Dents. La seconde tumeur étoit située au côté gauche du palais près des gencives; & la troisiéme dans la narine du même côté. Quand on pressoit légérement, avec le doigt, ces trois tumeurs, elles cédoient à la pression, & lorsque l'on cessoit de les comprimer, elles se remettoient, par leur élasticité, dans leur premier état, en faisant un petit bruit semblable à celui que fait une lame de métal fort mince, lorsqu'après avoir été pressée avec le doigt, elle reprend son ressort.

Cette Dame vint en cet état consulter le Pere de l'Auteur de la Dissertation que j'abrége, (*M.r Runge.*) Après l'examen de la Malade, il fut persuadé qu'il y avoit dans le Sinus maxillaire gauche une humeur, qui, n'ayant pas trouvé d'issue pour sortir, s'y étoit amassée, & par son séjour, avoit dilaté & aminci les parois de ce Sinus.

Pour donner du jour à cette humeur, il ouvrit la tumeur formée du côté de la joüe, cet endroit lui paroiſſant le plus propre à opérer l'évacuation & à lui faciliter les moyens de porter dans le Sinus les remédes convenables. Il ſortit, par cette ouverture, une humeur muqueuſe ſans odeur. On mit dans la playe une tente, imbibée d'eſprit de vin; le lendemain on ſonda le Sinus; il n'étoit dénué de ſon périoſte en aucun endroit, & l'on panſa la Malade comme le premier jour.

Il ſurvint, pendant la nuit, un gonflement dans le Sinus, & la Malade y reſſentit une douleur aſſez vive, qui même lui donna la fiévre. On ſe contenta de faire dans le Sinus des injections, compoſées d'un mélange d'eſprit de lavande & de miel roſat; de mettre dans la playe, comme aux deux premiers traitemens, une tente, trempée dans la même liqueur avec laquelle on avoit injecté, & d'appliquer ſur la joue, un ſachet rempli de plantes aromatiques, arroſées d'eau de vie camphrée.

Ces remédes n'ayant produit aucun bon effet, on ſaigna la Malade; on injecta dans le Sinus, de l'eſſence d'œillet, mêlée avec quelques gouttes d'eſprit de vitriol, & l'on appliqua ſur la partie un cataplaſme réſolutif & anodin. Preſque tous les accidens diſparurent en vingt-quatre jours, de sorte qu'on croyoit déja que les parois du Sinus qui avoient été distendus, sur-tout ceux du palais & du nez, reprenoient leur état naturel.

La Malade avoit la Dent canine du même côté renversée; on l'ôta, & dès que l'extraction fut faite, il sortit de l'humeur par l'alvéole. On sonda le Sinus, on n'y trouva aucun endroit découvert. En conséquence, on abandonna la playe de la joue, & l'on se contenta d'injecter, par l'ouverture de l'alvéole, de l'essence d'œillet. Quand l'humeur avoit une odeur fœtide, on y ajoutoit quelques gouttes d'esprit de vitriol. On ne fut pas long-tems à s'appercevoir que les parois de l'os dilatés se rétablissoient. La playe faite au parois du Sinus, du côté de la joue, fut promptement guérie; mais l'écoulement de la matiére ne cessa qu'au bout de six mois, & alors la guérison fut complette.

DRAKE donne aussi le nom d'*Ozene* au dépôt du Sinus maxillaire, & voici comment s'exprime *Heister* à ce sujet dans le Chapitre sur l'Ozene *.

* *Institutiones Chirurgicæ*, &c. Pag. 622. §. VII Cap. 72. Tom. II. Voyez aussi dans le Mercure d'Octobre 1757 un Mémoire de M. *Bordenave*, lu à un

Drake a décrit une nouvelle eſpèce d'Ozene, & a propoſé une façon particuliére de la traiter. Il en met le ſiége dans le Sinus maxillaire, &, pour le guérir, il eſt d'avis de tirer la premiere Dent molaire du côté malade, parcequ'elle approche le plus près du Sinus. Il aſſure que cette opération eſt ſouvent très-aiſée à pratiquer, parceque ſi l'os n'eſt pas tout-à-fait corrodé par la matiére âcre, renfermée dans le Sinus, il eſt d'ordinaire au moins conſidérablement amolli. On donne, *dit-il*, par cette ouverture, un écoulement à l'humeur, & on a la liberté de faire dans le Sinus des injections déterſives, avec différens balſamiques, tels que l'*Elixir de propriété*, la *Teinture d'Aloës & de Myrrhe*, employée ſeule ou mêlée, ſoit avec le Miel Roſat, ſoit avec une décoction de Scordion & de Sabine. On introduit enſuite une tente, pour entretenir l'ouverture, &c.

Heiſter ajoûte que c'eſt la meilleure façon de traiter cette maladie, & il obſerve que l'on trouve quelquefois l'os de la mâchoire carié par l'âcreté de la matiére, enſorte qu'après avoir ôté la

---

ſéance publique de l'Ac. Royale de Chirurgie, & le huitieme Volume de la *Bibliothèque choiſie de Médecine*.

premiere Dent molaire, on n'a pas besoin de percer l'os, parceque l'ouverture se trouve toute faite.

Il paroîtroit donc, suivant Drake & Heister, que l'humeur renfermée dans le Sinus, cause l'érosion de l'alvéole; mais c'est ce qui ne s'accorde pas avec les Observations. Car, en supposant que cette humeur soit âcre, comme ils le prétendent, elle devroit donc, puisqu'elle remplit le Sinus, agir sur toutes les parties internes de cette cavité osseuse, ainsi que sur la partie inférieure du Sinus; on devroit par conséquent trouver des marques de la corrosion en d'autres endroits que dans le fond de l'alvéole de la premiere Molaire, & c'est ce que je n'ai jamais vû, quoique j'aye souvent traité de ces sortes de maladies.

Lorsqu'une Dent cariée à la mâchoire supérieure a causé quelque désordre dans le Sinus maxillaire, si on diffère de l'ôter, elle en produit de plus considérables. La membrane pituitaire & le périoste se détachent des parois du Sinus, & l'os s'amollit du côté de la joue. Or, quand on trouve l'os découvert, mais sans corrosion & ramolli, & la seule cloison qui le sépare de l'alvéole entiérement corrodée, cette corrosion de la cloiſon eſt l'effet de la carie de la Dent, comme l'amolliſſement des parties oſſeuſes du Sinus eſt l'effet de l'humeur muqueuſe qui a ſéjourné dans ſa cavité. J'attribue ici l'effet de la corroſion à la carie de la Dent qui a cauſé le déſordre, parce qu'on trouve à l'extrémité de ſa racine, & préciſément à l'endroit où les vaiſſeaux y entrent, une ſubſtance blanchâtre, ou excroiſſance membraneuſe & ſpongieuſe, qui, quelquefois eſt fort groſſe, mais qui n'a point de cavité. Si l'on preſſe cette excroiſſance avec les doigts, il en tranſſude une petite humeur, qui eſt, je crois, la premiere cauſe de l'altération du périoſte & de la cloiſon qui ſépare l'alvéole du Sinus. Car, quand la maladie eſt ancienne, on ne trouve point à la Dent que l'on a ôtée, cette eſpèce de fungus; mais l'extrémité de ſa racine eſt noirâtre, raboteuſe & plus ou moins corrodée.

Ce n'eſt donc pas l'humeur muqueuſe qui carie le fond de l'alvéole; mais c'eſt la Dent qui produit ſucceſſivement tout le déſordre du Sinus & l'altération de la membrane pituitaire. M. *Runge*, dans la Diſſertation dont je viens de donner l'extrait, quoiqu'il déſigne cette maladie du Sinus ſous le nom d'*Ozene*, croit qu'elle est occasionnée par la Dent gâtée ; & son Observation ayant beaucoup de rapport aux deux premieres que j'ai décrites, je la mets dans la même classe.

On aura sans doute remarqué dans l'exposé de la maladie dont il rend compte, que l'humeur sortie par l'ouverture faite au parois du Sinus du côté de la joue, n'étoit point fœtide, & que ni le périoste ni la membrane pituitaire n'étoient point détachés de ce parois osseux ; ainsi le désordre n'étoit point encore à un certain degré.

Aujourd'hui que l'on est plus éclairé par l'observation, sur ces sortes de maladies, quiconque auroit un pareil Dépôt à traiter, ne seroit point obligé de faire d'incision. Il commenceroit par ôter la Dent gâtée ; il mettroit ensuite une petite Canule dans le Sinus, par le trou de l'alvéole, & feroit une compression légère sur la tumeur qui répond à la joue, tandis que le Malade en feroit lui-même une de tems en tems sur la tumeur du palais, si les parties du Sinus se trouvoient dilatées dans cet endroit. Par la Canule qui seroit assujettie dans le Sinus, ou par une large ouverture, comme celle que je fus obligé de faire pour la Malade de Fontainebleau, l'humeur s'écouleroit à mesure qu'elle s'épancheroit, & l'on feroit aisément par cette ouverture, ou par la Canule, des injections balsamiques, telles qu'elles sont recommandées. En se conduisant, comme je l'ai marqué dans la troisiéme Observation, la maladie ne seroit pas surement aussi long-tems à guérir que celle qu'a détaillée M. *Runge*.

On peut donc, comme on voit, guérir en peu de tems & sans beaucoup de douleur, les dépôts du Sinus maxillaire, lorsqu'ils n'ont pas fait trop de progrès; que le perioste dont est tapissé le parois du Sinus, n'en est pas encore détaché, ou qu'enfin le Dépôt n'est pas fort ancien. Il n'en est pas de même quand la maladie a été négligée. L'humeur muqueuse, retenue dans le Sinus trop long-tems, devient, comme je l'ai dit, en séjournant, plus putride de jour en jour, & détruit, ou en partie, ou totalement, la membrane pituitaire & le Périoste. L'os s'amollit, s'amincit, & s'imbibe de sérosités. Dans ce cas, ainsi que dans tous ceux où une liqueur est retenue dans une cavité quelconque, elle s'altére par son séjour; il se fait quelquefois un reflux de matière qui entretient une fiévre lente, & qui jette enfin le Malade dans un tel déperissement, que la vie même est en danger.

comme dans certaines rétentions d'urine.

OBSERVATION V.

En 1757, le beau-pere de feu M. *Vieillard*, Médecin de la Faculté de Paris, m'adressa un Menuisier, à qui l'on avoit ôté, depuis environ trois ans, une premiere petite Molaire gâtée, à la mâchoire supérieure. Après l'extraction, il sortit beaucoup de matière séreuse; mais comme on se contenta d'ôter la Dent & de donner issue à l'humeur, l'alvéole se referma. Ainsi, la tumeur de la joue qui s'étoit effacée par l'évacuation du *Mucus*, reparut bientôt & augmenta tellement peu à peu, que le Malade souffroit continuellement des douleurs assez vives. Il avoit de plus une petite fiévre lente que le reflux de l'humeur & la douleur entretenoient, & qui l'avoit jetté dans le Marasme. La tumeur, qui faisoit à la joue une éminence considérable, se faisoit sentir intérieurement dans une assez grande étendue entre la joue & les gencives. En appuyant sur cette tumeur, elle cédoit un peu à la pression, & ensuite reprenoit son état, comme tous les corps élastiques. Cela me fit penser que l'alvéole étant bouché, je pouvois, vû l'amollissement inévitable du parois osseux du Sinus & son amincisſement en cet endroit, faire aiſément & avec moins de douleur, une ouverture aſſez grande pour donner iſſue à la matière, & pour panſer l'intérieur du Sinus. J'ouvris donc avec un Biſtouri, vers le pli que fait la joue avec la gencive, & j'étendis l'inciſion vers les alvéoles. * Il ſortit d'abord, par cette ouverture, une matière ſéreuſe & rouſſeâtre, puis une ſorte d'humeur huileuſe, & le tout faiſoit un grand verre de matière extrémement fœtide. J'ai beaucoup de peine à comprendre comment un auſſi petit eſpace qu'eſt le Sinus maxillaire dans ſon état naturel, peut contenir tant d'humeur. J'emportai avec des ciſeaux, de chaque côté de l'inciſion, les bords du Sinus, afin de faciliter par-là les panſemens. J'y introduiſis même le petit doigt, & je ne ſentis preſque plus de membrane. Dans tous les endroits que mon doigt put parcourir, ſur-tout du côté de la

* C'eſt-là préciſément où, dans l'état naturel, ſe trouve la foſſe maxillaire. Cet endroit étant très-mince, doit plus facilement s'amollir, s'étendre & former au moyen de l'humeur contenue dans le Sinus, la tumeur dont nous parlons. C'eſt donc par-là que l'on peut y pénétrer aiſément. La baſe de l'Apophyſe malaire eſt non-ſeulement trop haute, mais encore trop épaiſſe.

joue, je trouvai l'os fort amolli, très-mince & dénué de son périoste ou de sa membrane, mais sans apparence de carie. J'examinai les deux morceaux que j'avois coupés du parois osseux du Sinus ; ils n'étoient point cariés, mais de l'épaisseur d'une piéce de 18 deniers, & par leur consistance semblables à du cartilage très-mince & très-fléxible. Je fis faire pendant plusieurs jours, par l'ouverture, des injections détersives & vulnéraires ; puis j'employai successivement, mais avec peu de succès, tantôt le Baume du Commandeur, tantôt la Teinture de Myrrhe & d'Aloës, qui sont les remédes recommandés dans ces sortes de cas. Tout l'avantage que je tirai pendant cinq ou six mois de leur usage, fut de voir diminuer de tems en tems la suppuration ; j'étois quelquefois cinq ou six jours sans presque en appercevoir aucune trace, mais le septiéme elle revenoit en abondance, & très-fœtide. Comme la matière, aussi-tôt que son cours étoit interrompu, refluoit dans le sang, elle entretenoit toujours la petite fiévre lente ; ce qui causoit au Malade un dépérissement total, & l'affoiblissoit tellement qu'il tomboit quelquefois en foiblesse.

L'opiniâtreté du mal m'obligea de chercher un autre remède. Les bons effets que m'avoit produit le Cautére actuel dans plusieurs maladies de la bouche *, & ceux qu'il opére tous les jours dans beaucoup de maladies des os, me firent naître l'idée de l'employer dans celle-ci. Je trouvai qu'il remplissoit toutes mes indications.

Je fis donc faire un Cautére approprié à l'endroit où je voulois l'appliquer, & je le portai avec les précautions ordinaires dans le Sinus, par l'ouverture que j'avois faite, en garnissant bien le dedans de la lévre avec du linge ou du coton, afin de ne brûler que les parties affectées. Je le posai, particuliérement vers la partie supérieure du Sinus, du côté de la joue, & je l'y laissai l'espace de plusieurs secondes. Après cette application, je fis faire, dans la bouche du Malade, & fréquemment pendant les premiers jours, des lotions émollientes, puis des lotions vulnéraires & déterfives. Dès lors la suppuration diminua toujours peu à peu, de sorte qu'au bout de quinze jours, sans employer d'autre traitement, il ne sortoit plus qu'un peu de sérosités sans

* Voyez les *Recherches sur l'Art du Dentiste*, Tom. I. Chap. IV. pag. 5. 6. 7. 8, 9 & 11.

odeur. Ce changement commença à me donner de l'espérance, & me détermina à reporter le Cautére une seconde fois à la source du mal. Je me bornai ensuite pour tout remède, aux Lotions; quinze jours après, le Malade fut parfaitement guéri, & il reprit bien-tôt son embonpoint ordinaire.

On peut, dans cette Observation, remarquer que ce qui restoit de la membrane pituitaire, du périoste & des parois du Sinus maxillaire, étoit tellement abreuvé de l'humeur muqueuse, & si corrompu par son séjour, que le Baume du Commandeur, & la Teinture de Myrrhe & d'Aloës, quoique fort pénétrans l'un & l'autre, ne purent en tarir la source. Il n'y avoit donc, comme on voit, que le Cautére actuel qui pût opérer la guérison. On sçait que l'effet du feu s'étend plus loin que l'endroit où on l'applique; il détermine donc par son action une plus grande abondance d'esprits à se porter dans la partie affectée, donne du ressort aux fibres de l'os, absorbe l'humeur qu'il rencontre & en tarit la source, en fortifiant les parties relâchées du Sinus, tant osseuses que membraneuses. C'est par-là que la guérison du Malade a été seulement l'ouvrage d'environ un mois ou six semaines, au lieu qu'on n'auroit pu l'obtenir par toute autre méthode en six mois de tems.

Peut-être m'objectera-t-on que si je m'étois servi plus long-tems de la Teinture de Myrrhe & d'Aloës, ou du Baume du Commandeur, j'aurois pu réussir de même à guérir complettement le Malade. L'état fâcheux dans lequel je l'ai représenté, ne permettoit pas d'attendre l'effet de ces remédes qui eût toujours été trop lent; & quand il n'eût pas été si mal, y a-t-il de la comparaison à faire entre un traitement de six mois, qui peut-être même étoit douteux, & un traitement certain qui n'a duré que six semaines?

Il y a plus: comme il faut à chaque pansement introduire un bourbonnet, & ruginer l'os qui se trouve à nud, afin que la Teinture ou le Baume agisse efficacement, cela ne sçauroit se faire sans causer beaucoup de douleur & sans la renouveller chaque fois: au lieu que l'application du feu étant faite par une seule opération, le Malade n'a plus besoin de ces pansemens douloureux, plus capables d'entretenir le mal que de le guérir efficacement. Il suffit alors de le faire gargariser plusieurs fois le jour avec un léger gargarisme, dont l'usage n'est accompagné d'aucune douleur.

Quelques mois après avoir guéri la personne, qui fait le sujet de cette Observation, je vis avec MM. *Morand* & *Bordenave*, un enfant de 12 à 14 ans, qui avoit un Dépôt, ou une rétention de mucosité dans le Sinus maxillaire; l'humeur sortoit tous les deux mois, ou environ, tant par l'alvéole d'une Dent qu'on lui avoit arrachée que par le nez. Le succès que venoit de me procurer, dans cette cinquiéme Observation, le Cautére actuel, me le fit proposer à ces Messieurs, comme le meilleur moyen.

C'est par toutes ces raisons que je substitue présentement au Baume & à la Teinture, le Cautére actuel, dont l'effet est toujours sûr & très-prompt, comme on le verra par les Observations suivantes.

OBSERVATION VI.

En 1759, un jeune Maître à Danser, vint me consulter sur un Dépôt du Sinus maxillaire, dont il souffroit cruellement depuis plus de deux ans. On lui avoit ôté, dès le commencement de ses douleurs, une premiere petite Molaire cariée qui avoit causé le désordre, & l'on avoit ensuite pansé le Sinus maxillaire. Enfin, par le conseil d'un habile Chirurgien, on lui avoit donné, sans aucun succès, des frictions, & l'on étoit encore sur le point de le passer une seconde fois par les remédes, lorsqu'il me fut adressé par le Menuisier que j'avois guéri.

Il avoit à la joue une tumeur, d'où, en la pressant, je faisois sortir beaucoup de matière séreuse par le trou de l'alvéole, qui étoit resté fistuleux, l'entrée du Sinus étant un peu cariée. Cette tumeur s'affaissoit par la compression & reprenoit ensuite avec un petit craquement, son premier état. Le Sinus étoit par conséquent fort distendu par la quantité d'humeur qui s'y étoit amassée, & son parois, à côté de la joue, fort aminci.

Je commençai par ôter la petite Molaire, voisine de celle qui manquoit, parcequ'elle branloit; que la cloison, qui sépare l'alvéole du Sinus, étoit détruite; & l'extrémité de la racine à nud. Quatre jours après, j'appliquai, à deux reprises dans le Sinus, le Cautére actuel; je le portai par le trou de l'alvéole de l'ancienne Dent arrachée, qui étoit resté fistuleux, & je le dirigeai vers le parois qui regarde la joue, pour le détruire. Par cette premiere application, j'eus une ouverture assez grande pour pouvoir porter le doigt dans le Sinus. Je recommandai au Malade de se gargariser très-souvent la bouche avec une décoction, faite de racine de guimauve. Il survint le lendemain à sa joue un peu de gonflement, qui fut dissipé quelques jours après. Je changeai alors le gargarisme émollient, & j'y substituai un gargarisme détersif & vulnéraire. Au bout de huit jours, je trouvai qu'il sortoit encore de l'humeur par l'ouverture du Sinus, & que le parois, du côté de la joue, n'étoit pas suffisamment détruit. J'appliquai donc de nouveau le Cautére actuel, & pour prévenir le gonflement de la joue, j'y fis mettre un cataplasme anodin; je fis en même tems gargariser la bouche au Malade avec la décoction de racines de guimauve. L'humeur eut de la peine à tarir, il en sortoit encore un peu quinze jours après. Ce suintement provenoit de ce que je n'avois pas porté le Cautére vers le parois du Sinus qui répond au nez & qui étoit altéré. Je l'appliquai légérement en cet endroit, deux fois en quinze jours; & trois semaines après la derniere application, non-seulement le suintement cessa tout-à-fait, mais le trou même de l'alvéole qui étoit considérable se trouva guéri, ſans avoir employé d'autre remède que le gargariſme vulnéraire, pour déterger l'intérieur du Sinus.

Quoique j'aie recommandé d'ôter les racines auſſi-bien que les Dents gâtées, parcequ'elles ſont les premieres cauſes des Dépôts dans le Sinus maxillaire, ou qu'au moins elles les entretiennent quelquefois, il ſe trouve des circonſtances qui nous obligent de nous écarter de ce précepte général.

L'Obſervation qui ſuit, fera voir que j'ai bien fait dans le cas que j'y expoſe, de ne le pas ſuivre à la rigueur. Elle mérite d'être rapportée à cauſe de quelques circonſtances qui la font différer des autres.

Observation VII.

En 1761, une jeune Demoiſelle de Province qui avoit depuis trois mois une fluxion à la joue, & une tumeur au palais, vint à Paris pour me conſulter. Ces accidens étoient occaſionnés par la racine d'une Dent canine ſupérieure, dans laquelle étoit inſéré le pivot d'une Dent artificielle, qui remplaçoit très bien la Dent naturelle que le ſujet avoit perdue, & qui ſubſiſtoit depuis pluſieurs années.

Je trouvai au palais, vers l'extrémité de cette racine, une tumeur, de la grosseur d'un œuf de Pigeon, & à la joue, une autre tumeur d'un plus grand volume. En pressant alternativement l'une & l'autre avec les doigts, je sentois très-distinctement l'ondulation d'un fluide, parceque le parois du Sinus qui forme le palais, & celui qui répond à la fosse maxillaire, étoient amollis.

Persuadé par ces signes univoques qu'il y avoit un dépôt dans le Sinus maxillaire, je me proposai d'abord d'ôter la racine de la Dent, pour donner, par l'ouverture de l'alvéole, issue à l'humeur renfermée dans le Sinus; mais cette racine étoit d'autant plus précieuse pour la Malade, que ne pouvant plus la remplacer par une autre Dent à pivot, la perte en devenoit bien sensible pour une Demoiselle jeune, aimable, & toute prête à se marier. On conçoit, en effet, qu'une Dent postiche, attachée avec des fils aux deux Dents voisines, qui étoient non-seulement très-mauvaises, mais douloureuses & fort écartées, n'auroit jamais pu aussi bien imiter la Dent naturelle que faisoit la Dent à pivot, établie sur cette racine. Ces considérations me firent prendre le parti de chercher les moyens de la conserver, sans pourtant me flatter d'y réussir.

J'ouvris d'abord, avec une lancette, la tumeur du palais, au point où la fluctuation se faisoit le plus sentir. Il sortit beaucoup d'humeur, & une très-grande quantité de sang d'une petite Artère que j'avois ouverte, mais que j'avois bien sentie sur la tumeur avant de l'ouvrir. Il est vrai que je ne m'attendois pas qu'une si petite Artère pût jamais fournir tant de sang; je ne faisois pas d'attention que son diamètre pouvoit être aussi dilaté qu'il l'étoit par la compression de la tumeur. Mon premier soin fut d'arrêter l'hémorrhagie, ce que fit d'abord l'Agaric que j'appliquai simplement; mais le lendemain matin elle recommença. Arrêtée de nouveau, elle reprit une troisiéme fois, & fut même si considérable que la Malade tomba en foiblesse. Je l'arrêtai encore; mais je fis faire aussi-tôt une petite plaque d'argent, construite de maniere qu'elle s'ajustoit au palais, & s'attachoit par le moyen de deux petites branches qui venoient s'appliquer sur une Dent de chaque côté; ces branches y tenoient par un fil passé dans deux petits trous pratiqués à l'extrémité de chacune. Cette petite plaque assujettissant l'Agaric, assura la compression de l'Artère, & j'arrêtai l'hémorrhagie sans craindre davantage son retour.

J'ôtai la plaque au bout de neuf jours; je trouvai la tumeur entiérement dissipée, & la playe bien consolidée. Mais la tumeur de la joue qui s'étoit affaissée en faisant évacuer l'humeur par le palais, étoit revenue dans son premier état; ainsi, je n'étois guères plus avancé que le premier jour, puisque le dépôt du Sinus subsistoit encore. Le parois de ce Sinus qui formoit la tumeur me paroissoit si mince, & il faisoit en cet endroit une saillie si grande, que je me déterminai à employer le Cautére actuel. Je crus pouvoir me passer d'ouvrir cette tumeur pour le porter dans le Sinus; mais je ne pouvois pas non plus l'y introduire par l'alvéole, puisque je voulois conserver la racine de la Dent à pivot; ni dans le palais, de crainte que le feu ne fît une trop grande ouverture. Ainsi, le seul endroit par lequel je pouvois parvenir au Sinus, étoit indiqué par la tumeur de la joue.

Je pris un Cautére de la grosseur d'un tuyau de plume, un peu recourbé par l'extrémité, & terminé en pointe mousse. Je le fis rougir, je le portai avec les précautions ordinaires dans la bouche sur la tumeur, près de l'endroit où la joue s'unit aux gencives, & je l'enfonçai, sans peine, dans le Sinus. Je brûlai le parois du Sinus le plus près de la joue qu'il me fut possible. Je le retirai, je le fis rougir & je l'appliquai une seconde fois, pour pouvoir achever de détruire la partie du Sinus altéré qui répondoit à la joue. Après cette seconde application, j'y introduisis aisément le doigt. Je trouvai le parois du Sinus, du côté de la joue, détruit comme je le desirois: je recommandai à la Malade de se gargariser souvent la bouche, pendant les deux premiers jours, avec une décoction émolliente, & ensuite avec une lotion détersive. La Malade ne fut pas plus de quinze jours à guérir; & elle a conservé la racine de sa Dent à pivot, que je lui renouvellai après son entière guérison. Dix-huit mois après cette opération, elle eut occasion de faire un voyage à Paris, & je lui trouvai la bouche dans le meilleur état que l'on puisse desirer.

OBSERVATION VIII.

Il y a dix-huit à vingt ans qu'il survint à un Marchand Epicier de la rue S. Victor, une fluxion considérable, causée par une petite Dent molaire de la mâchoire supérieure qui étoit gâtée. Ce Malade étoit alors âgé d'environ quinze ans, & dans une Pension où l'on ne fit pas grande attention à son mal. Ce ne fut que la continuité des douleurs que le jeune homme souffroit qui détermina à lui faire ôter sa Dent. Aussi-tôt qu'elle fut arrachée, il sortit, par le trou de l'alvéole, une grande quantité de matière ou d'humeur, qui s'étoit amassée dans le Sinus maxillaire; mais le mal, que l'on crut guéri par cette opération, étoit seulement pallié. Il vint, au bout de quelque tems, au Malade une nouvelle fluxion, accompagnée de douleurs vives & de fiévre; mais il fut bientôt soulagé par la sortie de la nouvelle matière qui remplissoit le Sinus. Cependant il lui resta à la joue une tumeur, dont il faisoit de tems en tems sortir, en pressant, de l'humeur semblable à la premiere, mais très-fœtide, & malgré l'attention qu'il avoit de comprimer souvent cette tumeur, les mêmes douleurs, accompagnées de la fiévre, revenoient environ tous les mois. Son Chirurgien qu'il consulta, lui assura d'abord qu'il n'avoit rien à craindre, & lui conseilla, quelque tems après, de se faire ôter deux Dents qui branloient, &

& qu'il croyoit la cause du mal. Le Malade se fit arracher ces deux Dents sans être soulagé, & resta dans le même état où il étoit auparavant. Le mal fit même des progrès. Quand on comprimoit la tumeur, l'humeur sortoit non-seulement par l'alvéole, mais encore par le nez; & elle étoit si fœtide, que sa respiration l'infectoit ainsi que ceux qui se trouvoient près de lui. C'est dans cet état que le Malade fut adressé en 1761 par M. *de la Riviere*, Médecin du Châtelet, à M. *Fontaine* mon beau-frere & mon éléve, qui, quoique d'ailleurs fort instruit dans toutes les parties de son Art, n'étoit pas alors fort au fait de cette maladie; aussi ne voulut-il pas en entreprendre la cure, sans prendre conseil. Il vint donc me consulter & m'exposa très-nettement l'état du Malade. Tous les symptômes qui caractérisent un dépôt dans le Sinus maxillaire, étoient trop évidens pour s'y tromper. Je lui conseillai de se servir du Cautére actuel de la même manière que je l'avois employé moi-même avec un succès toujours constant dans les maladies dont j'ai rendu compte.

Il appliqua deux fois le feu, à douze jours de distance l'une de l'autre, sur le parois intérieur du Sinus du côté de la joue, en introduisant le Cautére par le trou de l'alvéole. Quelques tems après la seconde application du feu, l'humeur cessa de couler; mais au bout de douze ou quinze jours il en sortoit encore par le nez. Je lui conseillai de porter sur le parois du Sinus, de ce côté-là, le Cautére actuel, avec l'attention de l'appliquer légérement. L'humeur qui couloit par le nez fut bien-tôt tarie par ce moyen, & l'alvéole, par où le Cautere avoit été introduit, ne tarda pas à se réunir. Ainsi, le Malade fut guéri complettement, & comme on voit assez promptement, d'un mal dont il étoit affligé depuis environ dix-huit ans, & qui étoit non-seulement fort incommode pour lui-même, mais encore très-désagréable pour tous ceux qui l'approchoient.

Je crois avoir suffisamment prouvé, par le peu d'Observations auxquelles je me suis borné dans ce Mémoire, que les Dents molaires, & quelquefois les Canines de la mâchoire supérieure, lorsqu'elles sont altérées ou gâtées, occasionnent la rétention de l'humeur muqueuse dans le Sinus maxillaire. Je ne connois point d'autres causes locales de la rétention ou stagnation de cette mucosité dont le séjour produit tant de désordre.

J'appelle, *rétention du Mucus*, cette espèce de maladie; & ce nom lui convient mieux, ce me semble, que celui de *Dépôt*, ou celui d'*Ozene*, parcequ'en effet c'est une rétention de l'humeur muqueuse & non un Dépôt. Quoique le nom ne fasse rien à la chose quand on la conçoit clairement, cependant celui qui l'exprime bien en donne beaucoup mieux l'idée. Quand l'urine, au lieu de passer, reste ou séjourne dans la vessie, dit-on que c'est un Dépôt d'urine? Si l'urine ayant percé la vessie ou l'Uréthre, forme un amas dans un lieu quelconque, on l'appelle alors *Dépôt urineux*. Il ne faut donc pas nommer l'amas du *Mucus* dans le Sinus où il séjourne, *Dépôt du Sinus maxillaire*, mais simplement rétention de l'humeur muqueuse. On ne doit pas non plus lui donner le nom d'*Ozene*, puisque l'Ozene est un ulcére formé dans le nez par une cause interne; au lieu que la maladie, dont je parle, provient d'une cause externe, & n'a jamais son siége que dans le Sinus maxillaire.

Quant aux différens moyens que j'indique pour la guérison de cette maladie, selon les différens progrès qu'elle peut avoir faits, & sur-tout l'usage du Cautére actuel, lorsquelle est à son dernier periode, ce sont aussi les plus efficaces & les plus sûrs que j'aie trouvés.

Le Cautére détruit promptement & sans retour la source du mal; & la fiévre lente qui l'accompagne quelquefois, cesse bien-tôt. Son application n'occasionne que très-peu ou point d'accidens, & lorsqu'il en cause, on y remédie aisément. Il épargne encore au Malade de longues douleurs, puisqu'il n'exige aucun pansement. On est sûr que dès sa premiere application le Malade est soulagé, & que l'odeur fœtide que rendoit son haleine, ne se fait plus sentir. Le Dépôt le plus invétéré, comme le plus récent, céde promptement à l'action de ce remède. On peut même quelquefois, s'il est nécessaire, conserver la racine d'une Dent; la seule action du feu a détruit le vice de celle que j'ai conservée à la Demoiselle de Province, qui est le sujet de ma septiéme Observation. Mais pour tirer de ce remède tout le bon effet qu'il peut produire, il faut que le Cautére soit très-rouge, & le tenir sur la partie malade l'espace d'environ huit à dix secondes, à moins que l'application ne se fasse sur le parois du Sinus, voisin du nez, où elle doit être plus légère. Il faut aussi, dans certains cas, réitérer l'application trois ou quatre fois, si par la premiere ou la seconde l'humeur n'est point tout-à-fait tarie.

Quand on porte le Cautére actuel dans le Sinus maxillaire, on doit l'introduire toujours par l'ouverture de l'alvéole. Si cependant elle étoit bouchée, ou si le Malade étoit dans le cas du sujet de l'Observation VII, il faudroit pénétrer dans le Sinus par le dedans de la bouche, en ouvrant, avec le Cautére bien rouge, la tumeur qui se manifeste au haut de la gencive, vers le pli que fait la joue en cet endroit. L'ouverture se fait aussi aisément que si l'on incisoit; & c'est toujours une douleur de moins que l'on épargne au Malade, en ne faisant pas précéder l'application du Cautére par l'opération toujours effrayante d'un instrument tranchant.

On objectera, peut-être, que le feu est un remède très-douloureux, & qu'il est cruel d'en répéter l'application. Mais si l'on veut faire attention que les pansemens journaliers, que l'ancienne méthode exige nécessairement, sont chaque fois presqu'aussi douloureux que l'application du Cautére, on conviendra que le Malade gagne beaucoup à la derniere méthode. Car, non-seulement la guérison est beaucoup plus prompte, mais la somme des douleurs que le Cautére actuel peut causer, est encore bien moins considérable que celle des douleurs occasionnées par un pansement que l'on répété tous les jours, & quelquefois des années entieres, sans obtenir la guérison. J'ai d'ailleurs observé que toutes les personnes à qui j'ai fait l'application du Cautére actuel, ne m'ont pas paru ressentir, dans l'opération, de très-grandes douleurs; quelques sujets m'ont assuré même qu'ils avoient eu plus de peur que de mal.

Cependant disons tout: les sujets à qui l'on a fait l'application du Cautére actuel, étant complettement guéris, on trouve quelque tems après, à la face de l'os maxillaire, qui répond extérieurement vers la joue, un enfoncement qui ne s'apperçoit point à la vûe, mais qu'on peut suivre avec le doigt, lorsqu'on l'introduit dans la bouche. Cet enfoncement qui s'étend dans la suite en forme de gouttiére le long de l'alvéole, est assez profond pour y loger presque le petit doigt.

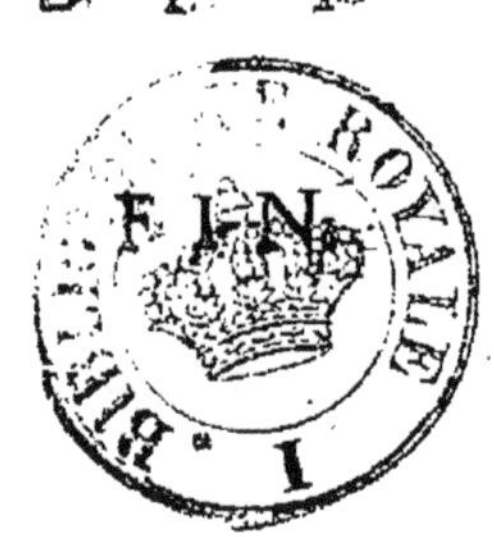

FIN.

APPROBATION.

J'AI lu avec attention une Dissertation sur les Dépôts du Sinus Maxillaire, par M. Bourdet, Dentiste du Roi, &c. Cette Dissertation contient plusieurs Observations qui m'ont paru intéressantes & utiles au Public. A Paris, ce 27 Mars 1764.

Signé SUE.

www.ingramcontent.com/pod-product-compliance
Ingram Content Group UK Ltd.
Pitfield, Milton Keynes, MK11 3LW, UK
UKHW022146190726
13855UKWH00003B/1357

9 782013 054812